RELACIONES TÓXICAS

con

PSICÓPATA NARCISISTA

Entre la Manipulación y el Engaño

RELACIONES TÓXICAS

con

PSICÓPATA NARCISISTA

Entre la Manipulación y el Engaño

EN LAS SOMBRAS DE UNA RELACIÓN TÓXICA, SE ENTRELAZAN HILOS DE MANIPULACIÓN Y ENGAÑO, TEJIENDO UN LABERINTO DONDE EL AMOR SE TRANSFORMA EN UNA TRAMPA MORTAL, UN JUEGO PERVERSO QUE ATRAPA ALMAS EN SU RED DE FALSAS PROMESAS Y ESPERANZAS ROTAS."

Tabla de contenido

PDF 'Contacto Cero'. Todo lo que necesitas para comenzar tu camino de sanación. ¡Obténlo GRATIS

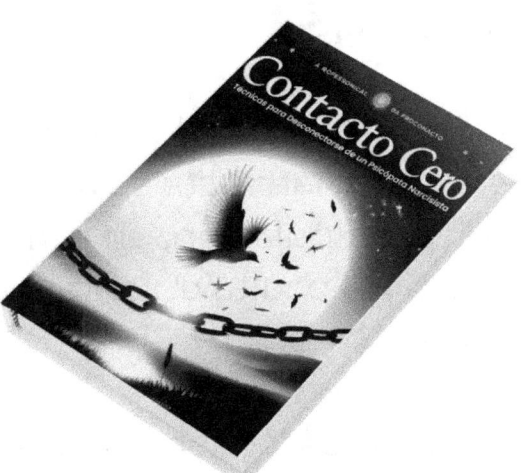

El libro 'Contacto Cero: Técnicas para Desconectarse de un Psicópata Narcisista' es clave en relaciones tóxicas. Proporciona estrategias para romper lazos y retomar el control, con consejos prácticos para una vida libre de manipulación."

Introducción

En las profundidades de este juego mental, el psicópata narcisista se revela como un maestro de la manipulación, un estratega cuyo encanto superficial oculta un abismo de intenciones oscuras.

Sus víctimas, a menudo ciegas ante el peligro que se cierne, son atraídas a un ciclo de amor y dolor, esperanza y desesperación, donde la realidad se distorsiona y la verdad se vuelve tan elusiva como las sombras en una noche sin luna.

La relación tóxica mediada por un psicópata narcisista es un laberinto psicológico, un desafío intelectual y emocional que pone a prueba los límites de la percepción y la resistencia del espíritu humano.

Cada giro inesperado en la narrativa de esta relación es como un acertijo por resolver, un rompecabezas que desafía nuestra comprensión de la naturaleza humana y el poder del afecto.

Esta historia no es solo un relato de supervivencia, sino también un viaje hacia el autoconocimiento.

A través de las páginas de este libro, el lector se enfrenta a los desafíos de discernir la realidad de la ficción, la verdad de la mentira, y la luz de la oscuridad en el corazón humano. Es un viaje a través de un territorio desconocido y peligroso, donde los instintos más primarios del ser humano se enfrentan a la astucia y la manipulación de una mente maestra.

a través de los oscuros corredores de una relación tóxica, nos adentramos aún más en la psique del psicópata narcisista. Como en una novela de Katzenbach o Brown, cada capa de su personalidad se revela como un enigma, un código que necesita ser descifrado para entender la verdadera naturaleza de su manipulación.

La víctima, atrapada en este juego psicológico, se ve obligada a navegar por un mar de emociones contradictorias. El amor se entremezcla con el miedo, la confianza con la traición, y la esperanza con la desesperación. En esta batalla por la sanidad mental y la libertad emocional, la víctima debe encontrar la clave para desbloquear las cadenas de su prisión psicológica.

El camino hacia la liberación de una relación tóxica mediada por un psicópata narcisista es tanto un thriller psicológico como un viaje de autodescubrimiento.

El lector, al igual que la víctima, debe descifrar los signos y señales ocultos en el comportamiento del narcisista, aprendiendo a leer entre líneas y a cuestionar todo lo que parece ser.

Esta introducción establece el escenario para una historia de intriga, dolor y eventual empoderamiento.

Es un recordatorio de que, incluso en las circunstancias más adversas, el espíritu humano tiene la capacidad de superar los desafíos y de encontrar luz en la oscuridad.

A través de estas páginas, se invita al lector a unirse en esta búsqueda de la verdad, armado con la valentía de enfrentar los abismos del alma humana y la determinación de salir victorioso.

Capítulo 1 Seducción Letal: El Encanto del Depredador

En el mundo de las relaciones humanas, existe un fenómeno tan fascinante como peligroso: la seducción ejercida por individuos con marcados rasgos narcisistas. Estos individuos, a menudo percibidos como carismáticos y encantadores, pueden transformarse en verdaderos depredadores emocionales.

Lucía, una joven inteligente y exitosa, se encontró atrapada en la red de Javier, un hombre que inicialmente parecía el compañero perfecto. Javier era atractivo, seguro de sí mismo y poseía una habilidad casi sobrenatural para hacer sentir a Lucía como la mujer más deseada del mundo. Este es el primer paso en la seducción narcisista: la idealización. El narcisista, como un depredador hábil, sabe qué decir y cómo actuar para atraer a su presa.

Desde una perspectiva psicológica, este comportamiento se explica por la necesidad del narcisista de alimentar su ego. En su libro "El Narcisismo: La Enfermedad de Nuestro Tiempo", el psicólogo Joe Pierre explica que los narcisistas buscan constantemente la admiración y la validación de los demás para compensar su baja autoestima.

Con el tiempo, Lucía comenzó a notar cambios sutiles en la conducta de Javier. Sus elogios se convirtieron en críticas; su atención, en indiferencia. Aquí se manifiesta la segunda fase de la relación con un narcisista: la devaluación.

Javier, habiendo asegurado su dominio emocional sobre Lucía, ya no sentía la necesidad de mantener la fachada de perfección.

Este patrón es típico en relaciones con narcisistas, como señala la psicoterapeuta Lorna Smith Benjamin: primero elevan a sus parejas a un pedestal, solo para derribarlas luego con críticas y manipulación.

Lucía, confundida y dolida, intentó recuperar la atención de Javier, adaptándose a sus demandas y excusando su comportamiento.

Esta reacción es común en víctimas de narcisistas, según el psicólogo clínico Ramani Durvasula, autor de "¿Debería quedarme o debería irme?".

Durvasula explica que las víctimas a menudo se aferran a los recuerdos de la fase de idealización, esperando que el narcisista vuelva a ser quien era al principio de la relación.

Sin embargo, el ciclo de idealización y devaluación es una trampa mortal para la autoestima y el bienestar emocional de la víctima. Javier, al igual que otros narcisistas, no buscaba una relación basada en el respeto y la igualdad, sino un juego de poder donde él siempre tenía el control.

Capítulo 2 Despertar Doloroso: La Caída de la Máscara

En el viaje a través de las complejidades de las relaciones tóxicas, llegamos a un momento crítico: el despertar doloroso que se produce cuando la máscara del ser amado cae, revelando una realidad mucho más sombría.

Este es el momento que enfrentó Elena, una mujer que había depositado su confianza y amor en Daniel, creyendo en la imagen que él proyectaba.

Daniel, un individuo con claros rasgos narcisistas, había sabido construir una fachada de perfección.

Era encantador, atento y parecía estar profundamente enamorado de Elena. Sin embargo, con el tiempo, esa imagen comenzó a resquebrajarse, dejando entrever una personalidad dominada por la manipulación y la falta de empatía.

La caída de la máscara es un proceso devastador para la víctima. Elena se encontró cuestionando no solo su relación, sino también su propio juicio y percepciones.

El psicólogo Robert Hare, en su trabajo sobre la psicopatía, explica cómo estos individuos son maestros en el arte del engaño, capaces de manipular a los demás para sus propios fines sin remordimientos.

El cambio en la conducta de Daniel fue gradual pero constante. Comenzó a mostrar signos de control y celos, y sus antiguas muestras de afecto se tornaron en críticas y desprecio.

La teoría del apego, propuesta por John Bowlby, sugiere que estas dinámicas pueden activar en la víctima miedos profundos de abandono y rechazo, lo que a menudo lleva a un ciclo de intentos desesperados por recuperar la aprobación del abusador.

Elena, sumida en la confusión, buscó apoyo en amigos y profesionales. Fue entonces cuando comenzó a entender la naturaleza de su relación.

A través de la lectura y la terapia, aprendió sobre el narcisismo y cómo estas personalidades crean lazos basados en la dependencia y la manipulación. La obra de la doctora Robin Stern, "The Gaslight Effect", ilustra cómo los narcisistas pueden hacer que sus víctimas duden de su propia realidad y percepciones.

El impacto emocional de la caída de la máscara en Elena fue inmenso. Se dio cuenta de que había sido víctima de un amor ilusorio, un amor que nunca fue sobre ella, sino sobre las necesidades y deseos de Daniel. Esta comprensión, aunque dolorosa, fue el primer paso hacia su recuperación.

A medida que Elena se adentraba en su proceso de sanación, comenzó a desenredar la compleja red de emociones y manipulaciones que había tejido Daniel.

Este camino, aunque lleno de obstáculos y momentos de duda, también era una oportunidad para un profundo crecimiento personal y un mayor entendimiento de sí misma. En sus sesiones de terapia,

Elena exploró cómo había ignorado señales de alerta y justificado comportamientos inaceptables, un fenómeno común en víctimas de abuso narcisista. La psicóloga Martha Stout, en su libro "The Sociopath Next Door", describe cómo los individuos narcisistas y sociópatas utilizan la empatía y la conciencia de sus víctimas en su contra, explotando su disposición a comprender y perdonar.

La parte más difícil para Elena fue aceptar que el hombre del que se había enamorado era en realidad una construcción, una máscara diseñada para atraer y capturar. El verdadero Daniel era una persona muy diferente, incapaz de ofrecer el amor y la conexión genuina que Elena anhelaba. Esta revelación fue un golpe devastador para su autoestima y su confianza en los demás.

Sin embargo, en medio del dolor, Elena encontró una fuente de empoderamiento. Aprendió sobre los límites saludables y cómo establecerlos en sus relaciones futuras.

Comenzó a valorar su propia intuición y a confiar en su capacidad para discernir y protegerse. La obra de Gavin de Becker, "The Gift of Fear", fue instrumental en este proceso, enseñándole a reconocer y actuar según sus instintos cuando algo no se siente bien.

Elena también descubrió la importancia del autocuidado y la autovaloración. Comprendió que la verdadera sanación comenzaba por dentro, reconociendo y atendiendo sus propias necesidades y heridas emocionales.

La lectura de "Mujeres que Aman Demasiado" de Robin Norwood le proporcionó valiosas perspectivas sobre cómo cultivar un amor propio saludable y evitar relaciones dañinas en el futuro.

Con el tiempo, Elena se transformó. Ya no era la mujer que había entrado en la relación con Daniel.

Ahora era más fuerte, más consciente y más compasiva consigo misma. Había aprendido la dura lección de que el amor verdadero no se basa en la manipulación o el control, sino en el respeto mutuo, la confianza y la aceptación.

"Despertar Doloroso: La Caída de la Máscara" no es solo la historia de Elena; es una narrativa compartida por muchos que han encontrado la fuerza para alejarse de relaciones destructivas y reconstruir sus vidas.

Es un testimonio de que, incluso en la oscuridad más profunda, existe la esperanza de un nuevo amanecer.

Capítulo 3 En la Jaula del Tirano: La Pérdida de Libertad

La historia de Carla es un viaje a través de la oscuridad de una relación dominada por un tirano emocional. Su vida, una vez llena de sueños y esperanzas, se vio atrapada en la jaula invisible de un controlador implacable: su pareja, Adrián.

Adrián, con su carisma y su aparente confianza, había cautivado a Carla desde el principio. Sin embargo, detrás de esa fachada se escondía un tirano, un maestro en el arte de la manipulación y el control.

Esta transformación es típica en relaciones abusivas, donde el abusador inicialmente seduce a la víctima con amor y atención, para luego imponer gradualmente un régimen de control y dominación.

La vida de Carla se convirtió en un constante caminar sobre cáscaras de huevo. Adrián dictaba cada aspecto de su vida, desde cómo debía vestir hasta con quién podía hablar.

La psicóloga Judith Herman, en su libro "Trauma and Recovery", describe cómo este tipo de control es una forma de privación de la libertad, un medio para despojar a la víctima de su autonomía y su sentido del yo.

Carla, que una vez fue independiente y llena de vida, empezó a perder su identidad.

Su mundo se redujo al pequeño espacio que Adrián le permitía ocupar. La psicóloga Lenore Walker, en su teoría del "ciclo del abuso", explica cómo los abusadores utilizan tácticas de intimidación y culpa para mantener a sus víctimas en un estado de miedo y dependencia.

El aislamiento fue una de las herramientas más poderosas en el arsenal de Adrián.

Alejó a Carla de amigos y familiares, creando una realidad en la que él era la única fuente de información y afecto.

Esta estrategia, según el experto en relaciones destructivas Steven Hassan, es común en los abusadores, ya que priva a la víctima de cualquier red de apoyo externo que pueda ayudarla a escapar o resistir.

Carla comenzó a cuestionar su propia cordura. Adrián era un maestro en el "gaslighting", haciéndola dudar de sus percepciones y recuerdos. El psiquiatra Gaspar Frankel, en su estudio sobre el abuso psicológico, señala que esta táctica es particularmente dañina, ya que socava la confianza de la víctima en su propia mente y juicio.

A pesar del dolor y la confusión, Carla empezó a reconocer la prisión en la que se encontraba. Este fue el primer paso en su camino hacia la libertad, un camino lleno de desafíos, pero también de esperanza y posibilidad de redención.

El camino hacia la liberación de Carla fue tanto doloroso como iluminador. Con cada paso que daba para recuperar su libertad, se enfrentaba a los escombros de su identidad quebrada, pero también descubría una fortaleza interior que no sabía que tenía.

En su búsqueda de ayuda, Carla encontró valiosos recursos en libros y grupos de apoyo para víctimas de abuso. Leyendo "

El Poder del Ahora" de Eckhart Tolle, aprendió sobre la importancia de vivir en el presente y no quedar atrapada en los traumas del pasado o las incertidumbres del futuro. Esta perspectiva le ofreció un sentido de paz y claridad, herramientas vitales en su lucha contra la opresión psicológica de Adrián.

Con la ayuda de un terapeuta, Carla comenzó a desenmarañar las tácticas de manipulación de Adrián y a entender cómo había sido coaccionada y controlada.

La terapia le proporcionó un espacio seguro para reconstruir su autoestima y aprender a establecer límites saludables.

El trabajo de la psicóloga Susan Forward, especialmente su libro "Emotional Blackmail", fue crucial en este proceso, enseñándole a reconocer y resistir las tácticas de manipulación emocional.

Carla también se dio cuenta de que su relación con Adrián era un reflejo de patrones más profundos, posiblemente arraigados en su propia historia familiar y experiencias de vida.

Reflexionando sobre su pasado, identificó momentos y relaciones que habían moldeado su tolerancia al abuso y su tendencia a buscar validación externa. Comprendió que su viaje no era solo sobre escapar de Adrián, sino también sobre sanar viejas heridas y redefinir su propia identidad.

A medida que Carla se empoderaba, Adrián intentó reafirmar su control con tácticas cada vez más desesperadas.

Sin embargo, ella, armada con un nuevo conocimiento y una red de apoyo, pudo resistir estas tácticas. El libro "Why Does He Do That?" de Lundy Bancroft le proporcionó una comprensión más profunda de la mentalidad abusiva, permitiéndole anticipar y contrarrestar los esfuerzos de Adrián para manipularla.

Finalmente, llegó el día en que Carla tomó la decisión más difícil pero liberadora de su vida: dejar a Adrián. Aunque sabía que el camino por delante estaría lleno de retos, también sabía que cada paso le alejaba de la sombra del tirano y la acercaba más a sí misma.

La historia de Carla es un poderoso recordatorio de que, aunque la jaula del tirano puede ser sofocante y oscura, la llave para la libertad siempre reside dentro de uno mismo. Es un testimonio de la resiliencia humana y de la capacidad de superar incluso las formas más severas de opresión y control.

Capítulo 4 Amor en Ruinas: El Ciclo Infinito del Dolor

Sofía había vivido lo que muchos considerarían una historia de amor de cuento de hadas, pero detrás de esa fachada se escondía una realidad tortuosa.

Su relación con Carlos, marcada por un ciclo constante de amor y dolor, había dejado su corazón y su espíritu en ruinas.

Desde el principio, Carlos fue el príncipe encantador que toda mujer podría desear. Atento, romántico y apasionado.

Pero este encanto inicial se desvaneció rápidamente, dando paso a un patrón de abuso emocional que se repetía una y otra vez.

Este ciclo, conocido en la psicología como el "ciclo del abuso", es descrito por la Dra. Lenore Walker. Inicia con una fase de acumulación de tensión, seguida de un incidente de abuso, y culmina con una luna de miel de arrepentimiento y promesas vacías.

Cada episodio de abuso dejaba a Sofía más confundida y desesperada.

Carlos, en su fase de arrepentimiento, prometía cambiar, regalándole momentos de ternura y atención que la hacían olvidar el dolor reciente.

Estos altibajos emocionales creaban una adicción psicológica, una dependencia hacia la dinámica tóxica de la relación, un fenómeno que el psicoterapeuta Howard Halpern describe en su libro "How to Break Your Addiction to a Person".

Con cada ciclo, Sofía perdía un poco más de sí misma. Su autoestima, una vez alta, se desmoronaba bajo el peso de la manipulación y el desprecio de Carlos. La psicóloga Beverly Engel, en su libro "The Emotionally Abusive Relationship", explica cómo el abuso emocional puede ser más dañino a largo plazo que el abuso físico, ya que erosiona silenciosamente el sentido del valor propio de la víctima.

El aislamiento jugó un papel crucial en la perpetuación de este ciclo. Carlos, con celos y excusas, había alejado a Sofía de su familia y amigos, dejándola sin una red de apoyo que pudiera ofrecerle una perspectiva externa y ayudarla a romper el ciclo.

Esta táctica es común en relaciones abusivas, como señala la experta en relaciones Patricia Evans en su libro "Controlling People".

Sofía comenzó a darse cuenta de que vivía en un ciclo interminable de dolor y amor, una montaña rusa emocional de la que no sabía cómo bajarse. Cada vez que intentaba dejar a Carlos, él volvía con promesas de cambio, reactivando el ciclo una vez más.

La lucha interna de Sofía por liberarse de la turbulenta relación con Carlos se intensificaba con cada día.

Las promesas de cambio de Carlos, aunque tentadoras, comenzaron a perder su brillo a medida que Sofía tomaba conciencia de la realidad de su situación.

La psicóloga Jill Murray, en su libro "But I Love Him", destaca cómo las víctimas de abuso a menudo luchan por reconciliar el amor que sienten con el dolor que experimentan, un dilema emocional que mantiene el ciclo en marcha.

Sofía empezó a buscar ayuda, acudiendo a terapia para entender mejor las dinámicas de su relación.

Fue un proceso doloroso, pero esencial, que le permitió reconocer las señales de abuso y comenzar a reconstruir su autoestima. La terapia le proporcionó herramientas para romper el ciclo, incluyendo el fortalecimiento de su red de apoyo y el aprendizaje de cómo establecer límites claros y saludables con Carlos.

Un recurso clave en su viaje fue el libro "Codependent No More" de Melody Beattie, que ayudó a Sofía a entender cómo su propia conducta codependiente había contribuido al ciclo de abuso. Aprendió que cuidar de sí misma no era un acto de egoísmo, sino un paso crucial hacia la recuperación y la salud emocional.

La decisión de Sofía de terminar la relación no fue fácil. Carlos intentó, como siempre, retenerla con promesas y regalos, pero esta vez Sofía estaba determinada a poner fin al ciclo. Se dio cuenta de que el amor verdadero no debería estar lleno de miedo, dolor y confusión, sino de respeto, confianza y apoyo mutuo.

El camino hacia la sanación fue lento y estuvo lleno de desafíos.

Sofía tuvo que lidiar con sentimientos de culpa, pérdida y soledad, pero con cada día que pasaba, se sentía más fuerte y segura de sí misma.

La obra de Brené Brown, "The Gifts of Imperfection", le enseñó el poder de la vulnerabilidad y la importancia de abrazar su verdadero yo.

"Amor en Ruinas: El Ciclo Infinito del Dolor" es una historia de lucha y resiliencia.

Es un recordatorio de que, aunque romper con los patrones de abuso es difícil, es posible. Sofía, al igual que muchas otras víctimas de relaciones abusivas, encontró la fuerza para cambiar su historia y empezar un nuevo capítulo de su vida, uno lleno de esperanza, amor propio y libertad.

Capítulo 5 El Silencio de la Soledad: Atrapada en la Red del Aislamiento

Ana, una mujer de espíritu libre y corazón generoso, se encontró atrapada en una relación que lentamente la sumergió en un mar de soledad y aislamiento.

Su pareja, Roberto, había tejido una red sutil pero firme que la separó del mundo exterior, sumiéndola en un silencio opresivo.

La historia de Ana es un reflejo del poder destructivo del aislamiento en las relaciones abusivas.

Roberto, mostrándose inicialmente como protector y atento, comenzó a ejercer un control cada vez más estricto sobre Ana. Sus amigos, familiares y pasatiempos fueron desapareciendo de su vida, reemplazados por la omnipresencia de Roberto.

El aislamiento es una herramienta común en las relaciones abusivas, como explica el psicólogo Steven Stosny en su libro "Love Without Hurt".

Privar a la víctima de su red de apoyo la hace más dependiente del abusador y más vulnerable a la manipulación. Ana, privada de sus conexiones habituales, se encontró dependiendo emocional y psicológicamente de Roberto.

Capítulo 6 Espejismos del Amor: Cuando la Obsesión Sustituye al Cariño

Luisa, una joven llena de vida y sueños, se encontró inmersa en una relación que poco a poco distorsionó su comprensión del amor.

Conoció a Marco en una etapa de vulnerabilidad emocional, donde su deseo de ser amada y aceptada la hizo especialmente susceptible a un amor que parecía sacado de un cuento de hadas. Marco, con su encanto y atención, rápidamente llenó el vacío en su corazón.

Inicialmente, la relación fue un remolino de romanticismo y pasión. Marco era el epítome del compañero perfecto: detallista, protector y siempre atento a las necesidades de Luisa.

Sin embargo, detrás de este velo de perfección, se ocultaba una realidad más oscura. Lo que Luisa percibía como actos de amor incondicional, eran en realidad manifestaciones de una obsesión peligrosa.

La transformación de Marco de amante atento a controlador obsesivo fue gradual pero constante. Sus mensajes y llamadas, inicialmente vistos como signos de cuidado, se convirtieron en una expectativa de disponibilidad constante. Luisa, acostumbrada a ver en Marco una fuente de amor y seguridad, empezó a sentirse asfixiada por su presencia omnipresente.

La obsesión de Marco se manifestó en múltiples aspectos de la vida de Luisa. Empezó a influir en cómo se vestía, con quién interactuaba y cómo pasaba su tiempo libre.

Cada aspecto de su vida estaba siendo meticulosamente monitoreado y controlado bajo el pretexto del "cuidado" y "protección". El experto en relaciones Walter Riso, en su libro "Amar o Depender", explica cómo este comportamiento es un indicativo de dependencia emocional, no de amor.

Luisa, atrapada entre su amor por Marco y su creciente incomodidad, se encontró justificando sus acciones. La codependencia se había enraizado profundamente en su psique, haciéndola creer que este era el precio a pagar por el amor.

Pero con cada día que pasaba, su identidad se iba desvaneciendo, reemplazada por la sombra de una relación tóxica.

El aislamiento de Luisa de amigos y familiares fue una táctica clave en el control de Marco. A medida que su círculo social se reducía, su dependencia emocional de él se intensificaba.

La psicóloga Beverly Engel, en su libro "The Emotionally Abusive Relationship", describe cómo el aislamiento es una herramienta común utilizada por abusadores para incrementar el poder y control sobre sus víctimas.

En un intento por comprender su situación, Luisa buscó respuestas en libros y recursos en línea. Fue entonces cuando se topó con "Women Who Love Too Much" de Robin Norwood, un libro que le abrió los ojos a la realidad de las relaciones destructivas.

Comenzó a ver que lo que Marco llamaba amor era en realidad una obsesión que la estaba consumiendo.

Capítulo 7 Reflejo Roto: La Pérdida de Quién Fui

En el intrincado laberinto de su relación con Ernesto, Clara había perdido el rumbo de su propia identidad.

Lo que empezó como una unión prometedora, se transformó en un espejo que reflejaba una versión distorsionada de sí misma.

La relación, en lugar de ser un espacio de crecimiento mutuo, se convirtió en un terreno donde Ernesto proyectaba sus propias inseguridades y necesidades, oscureciendo la verdadera esencia de Clara.

Clara, una vez independiente y segura, se encontraba ahora cuestionando cada una de sus decisiones, pensamientos e incluso sus sentimientos.

Ernesto, con una mezcla de críticas sutiles y comentarios despectivos, había ido erosionando la autoestima de Clara.

Su habilidad para discernir y confiar en su juicio se veía cada vez más afectada, un fenómeno que el psicólogo Robert Firestone describe en su teoría del "asesino crítico interno".

La relación se había convertido en una dinámica donde Clara sentía que debía ganarse el amor y la aprobación de Ernesto constantemente. Este patrón es común en relaciones abusivas, donde la víctima se esfuerza por complacer al abusador en un intento vano de volver a la fase inicial de idealización.

El libro "The Betrayal Bond" de Patrick Carnes ofrece una visión profunda sobre cómo estas dinámicas traumáticas de vinculación se forman y persisten.

Ernesto, por su parte, utilizaba tácticas de manipulación emocional para mantener su control sobre Clara. Se mostraba alternativamente cariñoso y cruel, creando un ciclo de confusión emocional para Clara.

La Dra. Susan Forward, en su libro "Emotional Blackmail", explica cómo los abusadores utilizan la culpa, el miedo y la obligación para controlar a sus parejas.

La pérdida de identidad de Clara se profundizaba con cada crítica y cada comentario despectivo. Se veía a sí misma a través de los ojos de Ernesto, y lo que veía era una versión degradada de su verdadero yo.

El impacto de esta pérdida de identidad es profundamente destructivo, como señala la terapeuta de relaciones Esther Perel, quien explica que la pérdida del sentido del yo en una relación es uno de los daños más profundos que una persona puede experimentar.

Clara comenzó a darse cuenta de que estaba viviendo en un estado constante de ansiedad y miedo. La terapia se convirtió en un refugio seguro donde empezó a explorar las raíces de su relación con Ernesto y cómo había llegado a perderse a sí misma. El proceso de terapia le permitió entender los patrones destructivos y comenzar el camino hacia la recuperación de su identidad.

Mientras Clara luchaba por recuperar su sentido del yo, empezó a reconectar con sus pasiones y hobbies que había dejado de lado. Redescubrir estas actividades fue crucial para su proceso de sanación, ya que le recordaban quién era antes de Ernesto.

El libro "The Artist's Way" de Julia Cameron se convirtió en una guía para redescubrir su creatividad y pasión, elementos fundamentales de su identidad que había suprimido.

El viaje de Clara hacia la recuperación fue un camino lleno de autodescubrimiento y desafíos.

A medida que avanzaba en su terapia, empezó a darse cuenta de la magnitud del daño que había sufrido su identidad. Cada sesión era como remover una capa más de la influencia destructiva de Ernesto, revelando lentamente la mujer que había sido antes de la relación.

En este proceso, Clara se enfrentó a la dura realidad de que había permitido que Ernesto definiera su valor. Este reconocimiento fue doloroso pero esencial para su curación.

Comenzó a trabajar en reconstruir su autoestima y en aprender a valorarse por sí misma, independientemente de la opinión de los demás.

El libro "Self-Compassion" de Kristin Neff fue una herramienta vital en este proceso, enseñándole a ser amable y compasiva consigo misma.

La reconexión con su familia y amigos también jugó un papel crucial en su recuperación. Durante mucho tiempo, Clara había estado distanciada de sus seres queridos, una táctica comúnmente utilizada por los abusadores para ejercer mayor control sobre sus víctimas.

El reencuentro con sus seres queridos le recordó a Clara el amor y el apoyo que siempre había tenido, pero que había sido oscurecido por la relación tóxica.

Una de las etapas más desafiantes en el camino de Clara fue aprender a perdonarse a sí misma. Se culpaba por haber permitido que la relación continuara durante tanto tiempo y por haber perdido su identidad en el proceso. A través de la terapia, Clara aprendió que el auto-perdón era un paso crucial en la sanación.

El trabajo de Brené Brown sobre la vulnerabilidad y la vergüenza le ayudó a entender que el reconocimiento de su vulnerabilidad era una fortaleza, no una debilidad.

A medida que Clara se fortalecía, también lo hacía su determinación de nunca más perderse a sí misma en una relación.
Comenzó a establecer límites claros y saludables en sus interacciones con los demás, una habilidad que había perdido durante su tiempo con Ernesto.

La lectura de "Boundaries" de Henry Cloud y John Townsend le proporcionó una guía práctica sobre cómo establecer y mantener límites saludables.

El reflejo que Clara veía ahora en el espejo era el de una mujer que había sobrevivido y superado una de las pruebas más difíciles de su vida. No era una víctima, sino una superviviente, una mujer que había recuperado su identidad y aprendido a amarse a sí misma.

La historia de Clara es un poderoso recordatorio de que, a pesar de la oscuridad que puede traer una relación abusiva, siempre hay un camino hacia la luz, hacia la recuperación de uno mismo. El viaje de Clara hacia la recuperación fue un camino lleno de autodescubrimiento y desafíos. A medida que avanzaba en su terapia, empezó a darse cuenta de la magnitud del daño que había sufrido su identidad.

Cada sesión era como remover una capa más de la influencia destructiva de Ernesto, revelando lentamente la mujer que había sido antes de la relación.

En este proceso, Clara se enfrentó a la dura realidad de que había permitido que Ernesto definiera su valor.

Este reconocimiento fue doloroso pero esencial para su curación. Comenzó a trabajar en reconstruir su autoestima y en aprender a valorarse por sí misma, independientemente de la opinión de los demás. El libro "Self-Compassion" de Kristin Neff fue una herramienta vital en este proceso, enseñándole a ser amable y compasiva consigo misma.

La reconexión con su familia y amigos también jugó un papel crucial en su recuperación. Durante mucho tiempo, Clara había estado distanciada de sus seres queridos, una táctica comúnmente utilizada por los abusadores para ejercer mayor control sobre sus víctimas.

El reencuentro con sus seres queridos le recordó a Clara el amor y el apoyo que siempre había tenido, pero que había sido oscurecido por la relación tóxica.

Una de las etapas más desafiantes en el camino de Clara fue aprender a perdonarse a sí misma. Se culpaba por haber permitido que la relación continuara durante tanto tiempo y por haber perdido su identidad en el proceso. A través de la terapia, Clara aprendió que el auto-perdón era un paso crucial en la sanación.

El trabajo de Brené Brown sobre la vulnerabilidad y la vergüenza le ayudó a entender que el reconocimiento de su vulnerabilidad era una fortaleza, no una debilidad.

A medida que Clara se fortalecía, también lo hacía su determinación de nunca más perderse a sí misma en una relación. Comenzó a establecer límites claros y saludables en sus interacciones con los demás, una habilidad que había perdido durante su tiempo con Ernesto. La lectura de "Boundaries" de Henry Cloud y John Townsend le proporcionó una guía práctica sobre cómo establecer y mantener límites saludables.

El reflejo que Clara veía ahora en el espejo era el de una mujer que había sobrevivido y superado una de las pruebas más difíciles de su vida.

No era una víctima, sino una superviviente, una mujer que había recuperado su identidad y aprendido a amarse a sí misma. La historia de Clara es un poderoso recordatorio de que, a pesar de la oscuridad que puede traer una relación abusiva, siempre hay un camino hacia la luz, hacia la recuperación de uno mismo.

Capítulo 8 Entre Sombras y Mentiras: La Guerra Contra Mi Realidad

El daño psicológico que Adrián ejerció sobre mí se fue intensificando con el tiempo, como una toxina que se infiltra lentamente en el alma. Sus palabras, una vez llenas de encanto, se convirtieron en dardos envenenados que minaban mi autoestima y distorsionaban mi percepción de la realidad.

La manipulación sutil se transformó en un abuso emocional constante, dejándome en un estado de confusión y desesperación permanente.

El amor que sentía por Adrián se había convertido en una dependencia insalubre, un vínculo que me encadenaba a un ciclo de dolor y desilusión. Las promesas de cambio de Adrián eran espejismos que desaparecían ante la cruda realidad de su naturaleza manipuladora.

Cada palabra suya era calculada para mantenerme bajo su control, cada gesto diseñado para hacerme dudar de mis propias percepciones y emociones.

La relación, que una vez fue mi fuente de felicidad, se había convertido en mi cárcel. Me encontré aislada, no solo de mi familia y amigos, sino también de mi propia identidad. La mujer que una vez fui, segura y llena de vida, se había desvanecido, dejando en su lugar una sombra llena de miedo y auto-duda.

En mi lucha por mantener una apariencia de normalidad, el daño interno se fue acumulando. El abuso psicológico continuo de Adrián comenzó a manifestarse en síntomas físicos: noches sin dormir, ansiedad constante y una sensación de agotamiento que me acompañaba todos los días

. Mi salud mental y física se deterioraba, pero aún así, la idea de dejar a Adrián me paralizaba.

El final, cuando llegó, fue tanto un alivio como una tragedia. Después de un particularmente cruel episodio de manipulación, mi mente y cuerpo no pudieron soportar más.

En un momento de desesperación y claridad, entendí que no podía seguir viviendo en esta espiral destructiva.

La decisión de alejarme de Adrián, aunque necesaria, vino con un profundo sentimiento de pérdida y fracaso.

La separación fue el comienzo de un largo y doloroso proceso de curación.

La recuperación de los efectos del abuso emocional es un camino lleno de obstáculos y recaídas. Aunque me alejé físicamente de Adrián, su sombra continuó persiguiéndome, como un fantasma de lo que una vez fue y lo que nunca volverá a ser.

La historia de mi relación con Adrián es un testimonio sombrío de cómo el abuso psicológico puede desgarrar el tejido de la realidad de una persona, dejándola en un estado de vulnerabilidad y dolor.

Es un recordatorio de que el amor nunca debe ser una fuente de sufrimiento y que la lucha por recuperar la propia identidad es quizás la batalla más importante que uno puede enfrentar.

Capítulo 9 Batallas Internas: Despertando la Fortaleza Dormida

La historia de Marta es un ejemplo revelador de cómo las batallas internas, a menudo invisibles para el mundo exterior, pueden definir y transformar la trayectoria de vida de una persona.

Su viaje no es una narración de eventos externos, sino un relato de conflictos internos y de la lucha por el autoconocimiento y la autorrealización.

Marta, como muchos de nosotros, se enfrentó a desafíos emocionales complejos que surgieron de experiencias tempranas en su vida. Estas experiencias moldearon sus esquemas internos, es decir, los patrones de pensamiento y comportamiento que dictaban cómo veía el mundo y a sí misma.

Algunos de estos esquemas, profundamente arraigados, eran destructivos y limitantes, llevándola a repetir patrones de relación y comportamiento que reforzaban su sensación de inadecuación y miedo al abandono.

La terapia de esquemas, centrada en identificar y modificar estos patrones profundamente arraigados, fue un enfoque clave en el viaje de Marta hacia la curación.

Al trabajar con un terapeuta, comenzó a desenredar la compleja red de creencias sobre sí misma y los demás que había construido a lo largo de los años.

Estas creencias, aunque una vez sirvieron para protegerla, ahora la mantenían atrapada en un ciclo de sufrimiento y autocastigo.
Una de las batallas más significativas de Marta fue contra su "niña interior herida", una parte de ella que aún albergaba el dolor y el miedo de experiencias pasadas.

Este aspecto de su psique se manifestaba en relaciones tóxicas, en la búsqueda constante de aprobación y en un patrón persistente de auto-sabotaje. Reconocer y validar los sentimientos de esta parte herida fue crucial para su proceso de sanación.

A medida que Marta trabajaba en la terapia, empezó a desarrollar lo que en la terapia de esquemas se conoce como "modo adulto saludable".

Este modo representa la parte de la psique capaz de responder a situaciones difíciles con madurez, compasión y fortaleza. Fue un proceso lento y, a menudo, doloroso, pero esencial para su crecimiento personal.

El desarrollo del modo adulto saludable le permitió a Marta comenzar a establecer límites saludables en sus relaciones, a reconocer y a satisfacer sus propias necesidades y a construir una autoestima basada en el auto-respeto y la auto-comprensión, en lugar de la búsqueda de validación externa.

A medida que Marta avanzaba en su terapia, comenzó a experimentar cambios significativos en su perspectiva de vida y en su manera de interactuar con los demás. Uno de los retos más grandes fue cambiar su patrón de pensamiento de una víctima indefensa a una persona empoderada y autónoma.

Este cambio no fue sencillo; requirió que Marta se enfrentara a sus miedos más profundos y desafiara las creencias limitantes que había sostenido durante años.

La terapia de esquemas le ayudó a identificar los "modos de afrontamiento" que había adoptado en respuesta a sus esquemas disfuncionales. Estos modos, como la evitación o la sumisión, aunque inicialmente servían para protegerla de dolor emocional, en realidad la mantenían atrapada en un ciclo de insatisfacción y baja autoestima.

Al reconocer estos patrones, Marta pudo empezar a desarrollar estrategias más saludables para enfrentar situaciones difíciles.

Otro aspecto clave en el viaje de Marta fue aprender a nutrir su "modo niño feliz". Esta parte de su psique, que había sido descuidada y reprimida, era la fuente de su creatividad, alegría y curiosidad. Al conectar con esta parte, Marta redescubrió pasiones y hobbies que había olvidado, lo que aportó un nuevo sentido de vitalidad y entusiasmo a su vida.

La relación de Marta consigo misma y con los demás comenzó a transformarse. Aprendió a establecer límites claros y a comunicar sus necesidades de manera efectiva, lo que resultó en relaciones más equitativas y respetuosas.

El proceso de establecer estos límites fue un acto de afirmación de su valor y una declaración de su derecho a ser tratada con respeto y dignidad. Al final de su proceso terapéutico, Marta emergió como una persona transformada.

Ya no estaba definida por sus esquemas disfuncionales ni limitada por sus miedos. En lugar de ello, había despertado una fortaleza interna que siempre había estado presente, pero que había permanecido dormida.

Esta fortaleza le permitió enfrentar la vida con una nueva confianza y una sensación de competencia.

La historia de Marta es un testimonio de la capacidad humana para el crecimiento y la transformación.

Muestra que, a pesar de las dificultades y los desafíos emocionales, todos tenemos una fortaleza interna que, una vez despertada, puede llevarnos a una vida más plena y satisfactoria.

Capítulo 10 El Alto Costo del Amor Tóxico: Sacrificios y Lágrimas

En el laberinto emocional de su relación con Javier, Lucía se encontró pagando un precio que nunca imaginó. El amor, que prometía ser un refugio de felicidad y comprensión, se había transformado en una cadena de sacrificios constantes y lágrimas ocultas.

La historia de Lucía y Javier comenzó bajo el cálido resplandor del romance. Javier, con su encanto desbordante y promesas de un futuro compartido, parecía ser todo lo que Lucía había soñado.

Pero a medida que avanzaba la relación, el encanto inicial dio paso a una realidad más sombría. Javier, quien una vez la había elevado al cielo con sus palabras de amor, comenzó a sumergirla en un mar de inseguridades y dudas.

El amor tóxico de Javier se manifestaba en demandas y expectativas irracionales. Lucía, en su deseo de mantener la relación, se encontraba haciendo sacrificios cada vez mayores. Sus amigos, su tiempo libre, incluso sus sueños y aspiraciones personales, todo se fue desvaneciendo en el intento de complacer a Javier. La relación se convirtió en un callejón sin salida, donde cada paso que daba Lucía parecía alejarla más de sí misma.

La transformación de Lucía fue tanto interna como externa. Su sonrisa, una vez radiante, se tornó forzada; sus ojos, que brillaban con planes futuros, ahora reflejaban una tristeza profunda. La Lucía que una vez fue independiente y llena de vida, ahora caminaba con la cabeza gacha, cargando el peso de una relación que la consumía.

Las lágrimas de Lucía eran el testimonio silencioso del dolor que llevaba dentro. Noches enteras llorando en la soledad de su habitación, preguntándose cómo el amor que una vez fue su alegría se había convertido en su mayor fuente de dolor. Cada lágrima era una pregunta sin respuesta, un porqué que resonaba en el vacío de su corazón.

Con cada día que pasaba, Lucía se iba sumergiendo más en un estado de resignación y desesperanza. La relación con Javier se había convertido en una sombra que oscurecía todos los aspectos de su vida.

Su alegría, su pasión por la vida, incluso su capacidad de soñar, todo parecía haber sido absorbido por este amor tóxico que exigía más de lo que daba.

Lucía comenzó a darse cuenta de que los sacrificios que había hecho no eran actos de amor, sino de autoabandono. Había perdido su identidad en el intento de ser lo que Javier quería que fuera.

En su espejo, ya no reconocía a la mujer que miraba hacia atrás. Sus ojos, una vez llenos de determinación, ahora reflejaban una mezcla de tristeza y pérdida.

El punto de inflexión llegó en una tarde lluviosa, un reflejo perfecto del tumulto en su interior. Mientras observaba las gotas de lluvia deslizándose por la ventana, Lucía comprendió que el costo de este amor tóxico era demasiado alto. No podía seguir sacrificando su bienestar, su felicidad y su esencia por una relación que la estaba destruyendo.

Tomar la decisión de alejarse de Javier fue el acto más difícil y liberador de su vida.

Fue un paso hacia el desconocido, un salto de fe hacia la posibilidad de sanar y reconstruirse. En ese momento, Lucía eligió elegirse a sí misma, decidiendo que ya no viviría a la sombra de alguien más.

El proceso de curación fue lento y doloroso. Lucía tuvo que enfrentar la realidad de lo que había vivido, lidiar con el dolor y el vacío que dejó la relación. Pero con cada paso que daba hacia adelante, recuperaba un poco de la mujer que había sido antes de Javier. Aprendió a valorarse de nuevo, a reconectar con su fuerza interior y a redescubrir su voz.

La historia de Lucía es un recordatorio poderoso de que el amor no debe ser una fuente de sacrificio y dolor. Su viaje de regreso a sí misma es una lección de resistencia y fortaleza, un testimonio de la capacidad humana para superar la adversidad y encontrar la luz incluso en los momentos más oscuros.

El amor tóxico, como el experimentado por Lucía, es un fenómeno psicológico complejo que va más allá de la simple incompatibilidad en una relación.

Se caracteriza por un desequilibrio en el poder y el control, donde uno de los miembros domina o manipula al otro, a menudo a costa del bienestar emocional y psicológico de este último.

En el núcleo del amor tóxico se encuentra la dinámica del abuso emocional. Este abuso puede manifestarse de varias formas, incluyendo manipulación, críticas constantes, humillación, celos extremos y control sobre los aspectos más íntimos de la vida de la pareja.

Estos comportamientos, a menudo, tienen sus raíces en las inseguridades y necesidades no resueltas del abusador.

La víctima de una relación tóxica, como Lucía, puede experimentar una disminución de la autoestima, ansiedad, depresión y un sentimiento de aislamiento.

La constante invalidación de sus emociones y necesidades por parte del abusador puede llevar a la víctima a cuestionar su propia percepción de la realidad, un fenómeno conocido como 'gaslighting'.

Es importante reconocer que el ciclo del abuso emocional es difícil de romper.

La víctima puede desarrollar una dependencia emocional hacia el abusador, creyendo que el amor, aunque dañino, es indispensable para su bienestar. Este vínculo traumático complica la capacidad de la víctima para dejar la relación, a pesar de ser consciente del daño que está sufriendo.

La recuperación de una relación tóxica requiere tiempo y a menudo el apoyo de un profesional de la salud mental.

El primer paso es el reconocimiento de que la relación es dañina. A partir de ahí, es crucial trabajar en la reconstrucción de la autoestima y en el desarrollo de una comprensión más profunda de las dinámicas saludables en las relaciones.

El fortalecimiento de la autoestima y la reafirmación del sentido de identidad personal son esenciales en este proceso. La terapia puede proporcionar un espacio seguro para explorar y procesar las emociones, y para desarrollar estrategias que permitan establecer límites saludables en futuras relaciones.

En última instancia, el alejamiento de una relación tóxica y la reconstrucción de la vida después de esta experiencia no solo son posibles, sino que también pueden ser un poderoso viaje de autodescubrimiento y crecimiento personal. A través de este proceso, individuos como Lucía pueden aprender a valorar su propio bienestar y a buscar relaciones basadas en el respeto mutuo, la comprensión y el amor genuino.

Capítulo 11 Renacer de las Sombras: Un Nuevo Despertar

En las calles adoquinadas de El Poblado, donde la modernidad se entrelaza con la tradición, Erika caminaba con la certeza de una mujer que había construido su vida con esfuerzo y determinación.

Como administradora de empresas, había ascendido en su carrera, pero en el ámbito personal, su vida era un lienzo en blanco. Erika, soltera, no había encontrado aún a alguien que complementara su mundo de números y estrategias empresariales.

Era una tarde de jueves cuando su destino se cruzó con el de Alejandro.

En una cafetería local, bajo la luz tenue que se filtraba a través de las hojas de los árboles, Alejandro se acercó con una confianza que rayaba en la arrogancia.

Su conversación era un torbellino de encanto e inteligencia, y Erika, cautivada, se vio envuelta en sus palabras.

Alejandro, un hombre de mirada penetrante y sonrisa cautivadora, parecía entender a Erika como nadie lo había hecho antes.

Hablaban durante horas, perdiéndose en diálogos que exploraban desde la filosofía hasta los secretos del alma humana. Erika se sentía vista, comprendida y, por primera vez en mucho tiempo, conectada con alguien a un nivel profundo.

Pero el encanto inicial comenzó a desvanecerse cuando Alejandro reveló su verdadera naturaleza. Sus comentarios, inicialmente halagadores, se tornaron críticos y despectivos. Erika, que había sido independiente y segura, empezó a cuestionar sus propias decisiones, influenciada por la sutil manipulación de Alejandro.

Él, con su habilidad para leer a las personas, había encontrado en Erika una presa perfecta para su juego de control y dominación.

La relación se convirtió en un claroscuro de emociones. Momentos de aparente felicidad eran rápidamente eclipsados por episodios de frialdad y crueldad. Alejandro, un maestro de la manipulación, mantenía a Erika en un estado constante de incertidumbre y dependencia emocional. Las calles de El Poblado, que una vez fueron un escenario de libertad y posibilidades para Erika, ahora se sentían como un laberinto sin salida.

Las noches en Medellín traían consigo una brisa fresca que se mezclaba con los sonidos de una ciudad viva, pero para Erika, estos sonidos se habían convertido en el eco de su propia confusión.

La relación con Alejandro, que había comenzado como un torbellino de pasión e intelecto, ahora era una fuente de angustia constante.
Erika comenzó a notar el patrón cíclico de su relación: momentos de ternura seguidos de etapas de indiferencia y desprecio por parte de Alejandro.

Cada palabra dulce era un preludio de críticas hirientes; cada gesto de cariño, un preámbulo de rechazo.

Erika se encontraba en una montaña rusa emocional, incapaz de descifrar qué había hecho para merecer estos repentinos cambios.

Alejandro, con su astucia y encanto, había tejido una red de dependencia emocional tan compleja que Erika sentía que no podía escapar.

A pesar de sus logros profesionales, en su vida personal se sentía atrapada, debilitada por una relación que consumía su autoestima y su felicidad.

Los amigos y la familia de Erika comenzaron a notar los cambios.

La mujer que una vez fue el centro de atención en reuniones y eventos, ahora se retraía, evitando el contacto con aquellos que más la querían.

Alejandro había introducido sutiles comentarios que ponían en duda las intenciones de aquellos cercanos a ella, aislándola cada vez más de su red de apoyo.

En su apartamento, entre paredes decoradas con recuerdos de viajes y logros, Erika se encontraba a menudo mirando por la ventana, perdida en pensamientos.

La vista de la ciudad, con sus luces parpadeantes y calles bulliciosas, le recordaba lo lejos que se sentía de sí misma.

Cada día que pasaba con Alejandro, la parte de ella que era alegre, fuerte e independiente, parecía desvanecerse un poco más.

En una esquina del amplio y moderno salón de su apartamento en El Poblado, donde las paredes de cristal ofrecían una vista panorámica de Medellín, Erika se enfrentaba a Alejandro.

La ciudad, iluminada por las luces nocturnas, era testigo de su drama personal. "¿Por qué siempre me haces esto?", preguntó Erika, con un tono de voz que delataba su desesperación.

Alejandro, sentado en un sofá de cuero, miraba indiferente hacia el exterior. "Erika, estás exagerando como siempre", respondió con frialdad, sin siquiera mirarla. La habitación, decorada con elegancia y sobriedad, se sentía fría y distante, como la actitud de Alejandro.

Un día, mientras caminaban por las calles adoquinadas de la zona rosa, entre restaurantes de moda y cafés llenos de vida, Erika intentó expresar sus sentimientos. "Siento que no me valoras, que no te importo realmente", confesó, mirando hacia los edificios coloniales que les rodeaban.

Alejandro se detuvo y la miró directamente. "Erika, siempre estás buscando problemas. ¿No puedes simplemente disfrutar lo que tenemos?" Su tono era acusador, dejando a Erika sintiéndose culpable por sus propios sentimientos.

En su oficina, un espacio moderno y eficiente, Erika solía ser una fuerza a tener en cuenta. Pero ahora, se encontraba distraída, sus pensamientos constantemente volviendo a su relación tóxica. Incluso su rendimiento laboral había comenzado a sufrir, algo que nunca había ocurrido antes.

Una noche, mientras cenaban en uno de los restaurantes más exclusivos de la ciudad, con vistas a las luces brillantes y el bullicio de la vida urbana, Erika tocó el tema de su relación. "Alejandro, necesitamos hablar sobre lo que está pasando entre nosotros", dijo con voz temblorosa.

Alejandro, con una copa de vino en la mano, sonrió con desdén. "Erika, siempre dramatizando. Estás imaginando cosas. ¿No te das cuenta de lo afortunada que eres de estar conmigo?"

Erika se sintió como si un puñal atravesara su corazón. Las palabras de Alejandro, en medio de la opulencia del restaurante, resonaban con una crueldad que ella no podía comprender. Se dio cuenta de que, en su búsqueda de amor y comprensión, se había perdido en un laberinto de manipulación y menosprecio.

En el pequeño balcón de su apartamento, con la vista de la ciudad nocturna de Medellín extendiéndose ante ellos, Erika y Alejandro compartían un momento de aparente tranquilidad.

El aire fresco de la noche acariciaba sus rostros, y las luces de la ciudad parpadeaban como estrellas distantes. Fue entonces cuando Alejandro, con una copa de vino en la mano, decidió revelar un secreto que cambiaría todo. Mirando hacia el horizonte, con una frialdad que helaba el alma, Alejandro dijo sin previo aviso: "Erika, creo que deberías saber algo sobre mí. Nunca he sido fiel en nuestra relación".

Sus palabras cayeron como una bomba, rompiendo el silencio de la noche.
Erika se quedó paralizada, incapaz de procesar lo que acababa de escuchar.

"¿Qué estás diciendo?", logró balbucear, mientras una sensación de náusea y desesperación la invadía. Alejandro, sin un ápice de remordimiento, continuó: "Siempre he tenido otras mujeres. Para ser honesto, nunca te he considerado suficiente para mí".

Las lágrimas empezaron a rodar por las mejillas de Erika. Sentía como si el suelo bajo sus pies se desvaneciera. Cada palabra de Alejandro era un golpe directo a su corazón, destrozando cualquier ilusión de amor que hubiera albergado.

"¿Cómo pudiste hacerme esto?", gritó Erika, con una mezcla de ira y dolor. Alejandro simplemente encogió los hombros, su indiferencia era tan cortante como un cuchillo. "Es solo la naturaleza de quién soy. No deberías tomarlo como algo personal", respondió con una frialdad que dejaba claro su total falta de empatía.

En ese momento, Erika comprendió la verdadera naturaleza de Alejandro. Todo lo que había experimentado en su relación – las dudas, la confusión, la pérdida de autoestima – eran el resultado de estar enredada con un hombre carente de cualquier capacidad de amar genuinamente. La revelación de su infidelidad y la indiferencia con la que la compartió fue la última pieza de un rompecabezas trágico.

Erika, abrumada por el dolor y la traición, apenas podía mantenerse en pie. El mundo a su alrededor parecía girar, y cada luz de la ciudad se convirtió en un recordatorio de sus sueños destrozados.

En ese balcón, con Medellín como testigo, Erika enfrentó la cruda realidad de su relación: un amor tóxico basado en mentiras y manipulación, que había llegado a su fin de la manera más dolorosa.

Capítulo 12 Renacer de las Sombras: Un Nuevo Despertar

Tras la devastadora revelación de Alejandro, Erika se encontraba sumida en una profunda depresión.

Los días en su apartamento en El Poblado pasaban en un torbellino de tristeza y soledad. Las paredes que una vez resonaron con risas y planes ahora eran testigos silenciosos de su dolor. Erika se movía como una sombra, yendo del trabajo a su hogar en un estado de apatía y desgana.

Una tarde lluviosa, Erika se encontró con su mejor amiga, Sofía, en un pequeño café cerca del Parque Lleras. El lugar, con su ambiente acogedor y sus suaves luces, contrastaba con el tormento interno de Erika.

Mientras tomaban café, Erika miró a Sofía con ojos cansados y dijo con voz temblorosa: "No sé si puedo seguir así. Todo me parece inútil".
Sofía, con una mirada llena de preocupación, tomó la mano de Erika. "Erika, eres fuerte. Puedes superar esto", dijo suavemente. Pero Erika sacudió la cabeza. "No lo entiendes, Sofía. Me siento completamente perdida", susurró.

En ese momento, Erika tomó una decisión audaz. Mirando a Sofía directamente a los ojos, con una mezcla de miedo y determinación, reveló: "Sofía, hay algo más que necesito decirte. Siempre he sentido algo por ti, más allá de la amistad. Quiero explorar ese sentimiento, quiero experimentar algo nuevo, algo real".

Sofía, sorprendida, no pudo responder de inmediato. El sonido de la lluvia golpeando los cristales del café llenaba el silencio entre ellas. Finalmente, con una voz suave pero firme, dijo: "Erika, valoro mucho nuestra amistad, y siempre estaré aquí para ti. Necesito tiempo para procesar esto".

Erika asintió, entendiendo la magnitud de lo que acababa de revelar. Esta confesión no solo era un grito de ayuda, sino también un paso hacia la aceptación de su verdadera identidad. Por primera vez en mucho tiempo, sintió un atisbo de esperanza, una luz tenue al final de un túnel oscuro.

Después de su confesión a Sofía, Erika se sumergió aún más en un abismo de desesperación y confusión. La idea de revelar sus sentimientos más profundos y no recibir la respuesta que anhelaba fue la gota que colmó el vaso.

Su mundo, ya fracturado por la traición de Alejandro, ahora parecía desmoronarse por completo.

En los días siguientes, Erika luchaba por mantenerse a flote en un mar de tristeza y angustia.

Su capacidad para enfrentar la rutina diaria se evaporó, y las noches se convirtieron en un calvario de insomnio y pensamientos oscuros. Finalmente, en un acto de desesperación, buscó ayuda en un hospital mental, un refugio donde esperaba encontrar algo de paz y comprensión. El hospital, un edificio antiguo y austero en el corazón de Medellín, se convirtió en su nuevo hogar.

Los días pasaban lentamente entre terapias y sesiones de grupo. Erika, una vez llena de vida y ambición, ahora se sentía como una cáscara vacía, atrapada en un ciclo de reflexión y dolor.

Fue en una tarde gris, mientras caminaba por los jardines del hospital, que Alejandro apareció de nuevo en su vida. Su figura alta y elegante se destacaba entre los árboles y bancos del jardín. "Vaya, Erika, nunca pensé verte en un lugar como este", dijo con una sonrisa fría y calculadora.

Erika, sorprendida y vulnerable, lo miró con ojos llenos de dolor. "¿Qué haces aquí, Alejandro?", preguntó con voz temblorosa.

Alejandro se acercó, su mirada llena de un desdén cruel. "Solo quería ver cómo había caído la gran Erika. Parece que no eras tan fuerte después de todo", dijo con un tono burlón. Cada palabra de Alejandro era como un puñal en el corazón de Erika. "Eres patética, siempre lo has sido. Yo fui lo mejor que te pasó y lo arruinaste", continuó, desplegando su naturaleza narcisista sin filtro alguno.

Erika, enfrentada nuevamente a la persona que había destruido su vida, sintió una mezcla de ira, miedo y desolación. "¿Por qué haces esto?", murmuró, luchando por mantener la compostura.

Alejandro se rió con desprecio. "Porque puedo, Erika. Porque me divierte ver cómo te desmoronas. Siempre fuiste débil y dependiente, y ahora mira dónde has acabado." Erika se dio cuenta de que Alejandro nunca había sentido remordimiento ni compasión. Su aparición en el hospital no era más que otro juego cruel, una forma de reafirmar su control y disfrutar de su sufrimiento.

Mientras Alejandro se alejaba, dejando atrás palabras venenosas, Erika se quedó sola, enfrentando la dura realidad de que su batalla contra el dolor y la traición estaba lejos de terminar.

En las profundidades de su desesperación, Erika se encontraba perdida en un laberinto de dolor y confusión. La aparición de Alejandro en el hospital había reavivado las llamas de un tormento que ella creía estar comenzando a superar. Sus días se desvanecían en una neblina de melancolía, y cada noche era un recordatorio de su soledad y desesperanza.

Un día, Alejandro regresó al hospital. Su presencia era como la de un depredador que se deleita en el sufrimiento de su presa. "Erika, aún pienso en ti, sabes. Pero siempre fuiste demasiado débil para estar a mi nivel", dijo con una sonrisa cínica.

Erika, con los ojos húmedos, lo enfrentó. "¿Por qué haces esto, Alejandro? ¿Por qué no me dejas en paz?" Su voz era un susurro roto, una mezcla de súplica y rabia contenida.

Alejandro se acercó, sus ojos brillando con una mezcla perversa de placer y crueldad. "Porque eres mía, Erika. Siempre lo has sido. Aunque estés aquí, en este lugar, sigues siendo mía. Y disfruto recordártelo."

Erika se estremeció ante sus palabras. La cruel realidad de que Alejandro nunca la dejaría en paz se asentó en su alma como una losa de plomo. Su amor, una vez puro y lleno de esperanza, se había convertido en una cadena que la arrastraba hacia las profundidades de la desesperación.

Los días siguientes fueron un torbellino de emociones. Erika se debatía entre la ira y la tristeza, incapaz de encontrar un escape a la oscuridad que la envolvía. La presencia constante de Alejandro, ya sea en persona o en su mente, era una tortura incesante.

Una tarde, mientras caminaba sola por los jardines del hospital, Erika se detuvo frente a un viejo árbol. Sus ramas desnudas se extendían hacia el cielo gris, como dedos suplicantes.

Fue en ese momento que Erika tomó una decisión fatal. La vida, tal como la conocía, ya no tenía sentido. Alejandro había destruido todo lo que ella valoraba, y ahora no le quedaba nada.

Con una determinación sombría, Erika comenzó a planificar su final. No quería seguir viviendo en un mundo donde el amor se convertía en veneno y donde la felicidad era solo un recuerdo lejano. La idea de liberarse de su sufrimiento se convirtió en la única luz en su oscura realidad.

Erika pasó sus últimos días en una especie de trance. Las paredes del hospital, antes un refugio, ahora parecían cerrarse sobre ella. En su mente, resonaban los ecos de las palabras de Alejandro, cada sílaba una herida abierta en su alma.
En una de sus últimas noches, Alejandro apareció de nuevo. Su figura se recortaba ominosamente en la penumbra del cuarto de Erika. "¿Ves lo que me haces hacer, Erika?

Incluso aquí, en este lugar, me obligas a venir a verte", dijo con una voz que destilaba veneno. Erika lo miró con ojos vacíos. "Nunca me dejarás ir, ¿verdad? Siempre seré una marioneta en tus manos", respondió con una resignación desgarradora.

Alejandro se acercó a la cama, su rostro una máscara de falsa preocupación. "Erika, siempre serás mía. Incluso en tus momentos más oscuros, siempre estaré aquí, recordándote lo que perdiste."

Esas palabras fueron el golpe final para Erika. La comprensión de que nunca escaparía de la sombra de Alejandro la sumió en una desesperación insondable. "Ya no tengo nada más que dar, Alejandro. Has tomado todo de mí", murmuró con una voz que apenas era audible. Esa noche, Erika tomó su decisión final. Con una calma escalofriante, se liberó de las cadenas que la ataban a este mundo. En su último suspiro, había un destello de alivio, la liberación de un alma que había sido aplastada por el peso de un amor tóxico y destructivo.

La noticia de su partida cayó como una bomba entre aquellos que la conocían.

Sofía, al enterarse, sintió una mezcla de dolor y culpa. ¿Podría haber hecho más para ayudar a su amiga? La ciudad de Medellín, con sus luces y sombras, parecía llorar la pérdida de una de sus hijas.

Alejandro, al recibir la noticia, no mostró remordimiento. En su mundo distorsionado, Erika era solo otra pieza en su juego de poder y control. Sin embargo, en lo más profundo de su ser, algo se había quebrado. La partida de Erika fue un recordatorio sombrío de la destrucción que había causado.

Erika, en su trágico final, dejó un legado de dolor, pero también de advertencia. Una advertencia sobre los peligros del amor tóxico y la importancia de buscar ayuda cuando las sombras del alma se vuelven demasiado oscuras para enfrentarlas solos.

Capítulo 13 Liberación del Abismo: El Camino hacia la Salida

En el complejo entramado de las relaciones humanas, nos encontramos a menudo ante el desafío de interactuar con personalidades diversas y, en ocasiones, complicadas.

Uno de los tipos de personalidad más difíciles de manejar es el narcisista, cuya presencia en nuestras vidas puede resultar en un verdadero abismo emocional. Comprender cómo liberarnos de la influencia de un narcisista es crucial para nuestro bienestar emocional y mental.

El primer paso en este proceso es el reconocimiento y la comprensión del narcisismo. Diferenciamos entre el narcisismo como un rasgo de personalidad, que puede manifestarse en ciertos comportamientos egocéntricos pero manejables, y el trastorno narcisista de la personalidad, una condición más profunda y disruptiva que afecta significativamente las interacciones interpersonales. Este trastorno se caracteriza por una necesidad excesiva de admiración, una falta de empatía por los demás y una gran preocupación por el éxito personal, la belleza o el poder idealizado.

77

Identificar los patrones de comportamiento narcisista en alguien cercano puede ser un desafío, especialmente cuando hay sentimientos personales involucrados. Estos patrones incluyen la manipulación emocional, la necesidad constante de atención y validación, y un comportamiento crítico o despreciativo hacia los demás.

A menudo, estas acciones están diseñadas para mantener una sensación de superioridad y control sobre los demás.

La educación emocional es una herramienta poderosa en el camino hacia la liberación del abismo narcisista.

Comprender nuestras propias emociones, aprender a identificar y expresar lo que sentimos de manera saludable, y desarrollar una autoestima sólida son pasos fundamentales. Al fortalecer nuestra identidad y autovaloración, nos hacemos menos susceptibles a la manipulación y el control narcisista.

Buscar apoyo es otro elemento crucial. Esto puede implicar abrirse a amigos o familiares de confianza, o buscar la orientación de un profesional en salud mental.

El apoyo de otros no solo nos ofrece una perspectiva objetiva, sino que también nos brinda el respaldo emocional necesario para afrontar y procesar nuestros sentimientos.

Además, el autocuidado desempeña un papel vital en este proceso. Involucra actividades que promuevan nuestro bienestar, como el ejercicio físico, la meditación, la participación en pasatiempos creativos o simplemente pasar tiempo en la naturaleza.

Estas prácticas no solo contribuyen a nuestro relajamiento y bienestar general, sino que también refuerzan nuestra resiliencia emocional y nuestra capacidad de manejar situaciones adversas.

Finalmente, es importante recordar que liberarse del impacto de una relación narcisista es un proceso que lleva tiempo y requiere paciencia y perseverancia.

Cada paso que damos hacia el reconocimiento de los patrones tóxicos, el fortalecimiento de nuestra autoestima y el desarrollo de estrategias de afrontamiento saludables nos acerca más a encontrar la salida del abismo.

El camino hacia la liberación de la influencia de un narcisista es a menudo tortuoso y requiere una comprensión profunda de los mecanismos de defensa emocionales y psicológicos. Uno de los aspectos más desafiantes en este proceso es el desapego emocional, el cual implica un esfuerzo consciente para distanciarse de las tácticas manipulativas y las demandas excesivas de atención y admiración del narcisista.

En primer lugar, es fundamental desarrollar una sólida conciencia de uno mismo. Esto incluye la comprensión de nuestras propias vulnerabilidades y triggers emocionales. Muchas veces, los narcisistas son hábiles en identificar y explotar estas vulnerabilidades, por lo que reconocerlas y trabajar en ellas es un paso crucial para evitar ser manipulado.

La construcción de un sistema de apoyo robusto es otro aspecto vital en este viaje. La conexión con personas que entienden y validan nuestras experiencias puede ser increíblemente fortalecedora. Este apoyo puede venir de amigos, familiares, grupos de apoyo o profesionales de la salud mental. Estas redes de apoyo no solo ofrecen consuelo y guía, sino que también ayudan a reconstruir la confianza dañada y a fortalecer nuestra autoestima.

Es también esencial aprender a establecer y mantener límites saludables. Esto puede ser particularmente desafiante en relaciones donde los límites han sido constantemente ignorados o violados. La capacidad de decir "no" y de defender nuestras necesidades y deseos es un acto de autoafirmación crucial en el proceso de recuperación.

El autocuidado y la auto-empatía son componentes clave para sanar de una relación tóxica. Dedicar tiempo a actividades que nos nutren y nos hacen sentir bien es esencial. Esto puede incluir prácticas de mindfulness, ejercicio físico, expresión artística o simplemente disfrutar de momentos de tranquilidad y reflexión.

Estas prácticas no solo son formas de recuperar la energía y la paz perdidas, sino también de reconectarnos con nuestras pasiones y alegrías. Además, es importante desmitificar y desmantelar las idealizaciones del narcisista.

 Esto implica un proceso de des-idealización, donde se reconoce que el narcisista es un ser humano falible y no la figura omnipotente y perfecta que puede haberse proyectado. Finalmente, el proceso de sanación puede involucrar la redefinición de nuestras expectativas y la construcción de una nueva narrativa personal. Esto significa reconocer que, aunque la experiencia con el narcisista fue dolorosa y desafiante, también puede ser una oportunidad para el crecimiento y el fortalecimiento personal.

A través de este proceso, podemos desarrollar una mayor resiliencia, empatía y sabiduría. En resumen, liberarse del abismo de una relación narcisista es un viaje de autodescubrimiento, empoderamiento y transformación.

Aunque el camino puede estar lleno de desafíos, también está repleto de oportunidades para aprender, crecer y, finalmente, encontrar una mayor paz y satisfacción en la vida.

Capítulo 14 Renacer de las Cenizas: Hacia un Nuevo Amanecer"

En una historia tejida con la sabiduría de Sam Vaknin y narrada al estilo evocador de Isabel Allende, exploramos el viaje de renacimiento tras la sombra del narcisismo.

Esta es una travesía que, como un río serpenteante, atraviesa paisajes oscuros y luminosos, llevando a sus protagonistas hacia un nuevo amanecer.

El narcisismo, más que un mero rasgo de vanidad, es un laberinto en el que la grandiosidad y la fragilidad se entrelazan en una danza compleja.

Como Vaknin sugiere, el narcisista vive en un espejismo de omnipotencia, pero detrás de esta fachada resplandeciente se oculta un abismo de inseguridad y necesidad de validación.

En las relaciones, este baile narcisista puede transformarse en un juego de poder y manipulación, donde los afectados se ven atrapados en una red de ilusiones y desilusiones.

Sin embargo, como en las novelas de Allende, donde los personajes se enfrentan a sus destinos con coraje y pasión, aquellos atrapados en la telaraña del narcisismo también pueden encontrar la fuerza para liberarse.

El renacer comienza con un despertar, un momento de clara visión en el que la realidad se revela ante nuestros ojos. La víctima del narcisismo, a menudo desgastada por la constante lucha por el reconocimiento y el amor, empieza a ver las grietas en la armadura dorada de su opresor.

Como si se quitara una venda, comienza a reconocer los patrones tóxicos y a cuestionar la dinámica de su relación.

Este despertar es solo el primer paso en un camino largo y a menudo doloroso hacia la sanación. La víctima debe navegar a través de un mar de emociones, desde la tristeza y la ira hasta la esperanza y el perdón. En este viaje, como los personajes de Allende, encuentra aliados inesperados: amigos que ofrecen consuelo, familiares que brindan apoyo y profesionales que guían con su sabiduría.

A medida que avanza en su camino, la víctima del narcisismo empieza a redescubrir su propia voz y valor.

Aprende a establecer límites, a amarse a sí misma y a buscar relaciones que nutran su alma, en lugar de vaciarla. Este renacer es un proceso de transformación, donde las cenizas del pasado dan lugar a un futuro lleno de nuevas posibilidades y esperanzas.

"Renacer de las Cenizas: Hacia un Nuevo Amanecer" es una historia de superación, un himno al poder del espíritu humano frente a las adversidades. Nos recuerda que, incluso en los momentos más oscuros, siempre hay una luz que nos guía hacia un nuevo comienzo.

www.ingramcontent.com/pod-product-compliance
Lightning Source LLC
Chambersburg PA
CBHW071100290526
45795CB00004B/1594